ConnectDoor –

Zugang zu einer höheren Dimension

Wer ist ICH?

Inge Friedrich
Bernd Laudenbach

Bibliografische Information der Deutschen Nationalbibliothek.
Die Deutsche Nationalbibliothek verzeichnet diese Publikation
in der Deutschen Nationalbibliografie, detaillierte bibliografische Daten sind im Internet über http://dnb.dnb.de abrufbar.

Herstellung und Verlag

BoD – Books on Demand, Norderstedt

ISBN 978-3-7494-5393-1

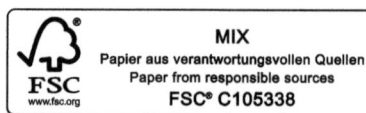

Diese Informationen sind für Menschen,

- die bereit sind, Eigenverantwortung für Gesundheit, Fühlen, Denken und Handeln zu übernehmen,
- die Verbindungen zu inneren Realitäten und inneren Ursprüngen ihres Selbst hervorrufen möchten,
- die an Maßnahmen gegen die Versklavung des menschlichen Bewusstseins interessiert sind,
- die neugierig darauf sind, Unbekanntes für sich bekannt zu machen,
- die für sich selbst entscheiden wollen, welche Optionen für sie von Vorteil sind.

Inhaltsverzeichnis

Vorwort

Als Kind beschäftigte mich die Frage, wieso ich, ausgerechnet ich, aus mir herausschaue. Meine Mutter konnte mit dieser Frage überhaupt nichts anfangen, bat mich damit aufzuhören und brach mitunter in Tränen aus, wenn ich immer wieder diese Frage von ihr beantwortet haben wollte.

In meinem Taschenbuch „ConnectDoor - Zugang zu meinem Humanarchitekt – Die große Liebe meines Lebens" habe ich ausführlich über meinen Lebensweg geschrieben und auch die einzelnen Lebensabschnitte als roten Faden erkennen können, die es mir letztendlich möglich machten zu erkennen, wer oder was ich wirklich bin.

Ich musste die Erfahrung machen, dass nicht jeder Mensch eine solche Fragestellung kennt. Er lebt und damit ist´s gut. Manchen Menschen macht der Gedanke, wer da aus ihm herausschaut, einfach Angst. Also wird es lieber ignoriert. Durch Unwissenheit, wie der Mensch funktioniert, können viele Dysbalancen auftreten und es wird nur im Außen geschaut, wie man sie beheben kann.

Der Einfachheit halber und zum besseren Verständnis werde ich versuchen, in einzelnen Kapiteln Körper, Persönlichkeit, Ego, Verstand, Geist, Seele, Bewusstsein und was noch dazugehört, zu erklären.

Ich weiß, dass sich viele Wissenschaftler und Philosophen mit dem Thema „Wer oder was bin ich?" beschäftigen.

Im Laufe der Jahre kam ich einer Erklärung immer näher und möchte heute meine Erfahrungen und Erkenntnisse mit Euch teilen und Euch auch eine Möglichkeit bieten, aus scheinbar schwierigen Situationen herauszukommen.

Cen-Tooh, der Therapeut

In meinem Universum auf www.connectdoor.de ist es für Euch im Level „Freie Themenwahl" möglich, eine kurze Zeit Zugang zu Eurem Unterbewusstsein, dem Kleinhirnbewusstsein zu bekommen, das in wesentlich höherer Frequenz schwingt als Euer Großhirn.
Hier könnt Ihr alles ansprechen, was Euch auf dem Herzen liegt.

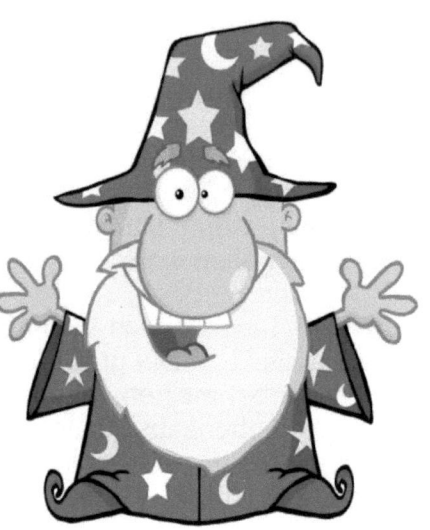

Auch die hier im Taschenbuch verfügbaren „Zaubersätze" könnt Ihr dort, wenn Ihr mich mit meinem Zauberstern seht, einfach sagen. Euer Name sollte vorher genannt werden, weil Ihr ja die Zielperson seid. Falls Ihr reagiert, dann wird die Problematik, die angesprochen wurde, bereits angefangen zu korrigieren.
Habt den Mut und probiert es aus.

Hintergrund-Informationen sind in den Videos erklärt.

Hinweis:
Es sei hier darauf hingewiesen, dass auf der Erde diese Methode für den medizinischen Laien weder Arzt noch Heilpraktiker ersetzt, und dass sie niemals zum Absetzen von Medikamenten auffordert.

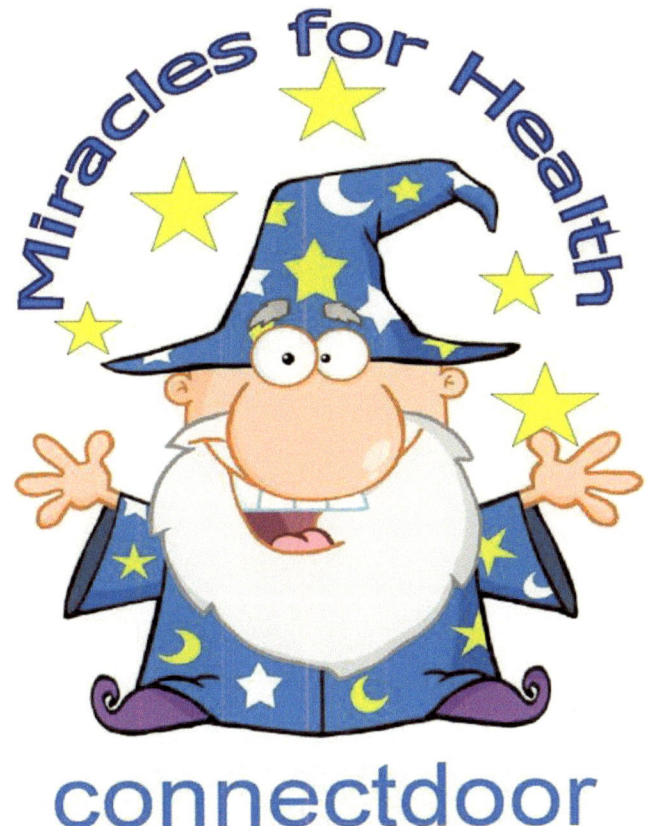

Der Körper

Um hier auf dieser Erde leben zu können besitzt der Mensch einen Körper. Groß, klein, dick, dünn, mit verschiedenen Hautfarben.
Jeder Körper ist nichts anderes als ein Fahrzeug, ich vergleiche es gerne mit verschiedenen Automodellen. Der eine wählt sich einen Porsche, einen Fiat, der andere einen Traktor, je nachdem, was er in seinem Leben er-fahren möchte.

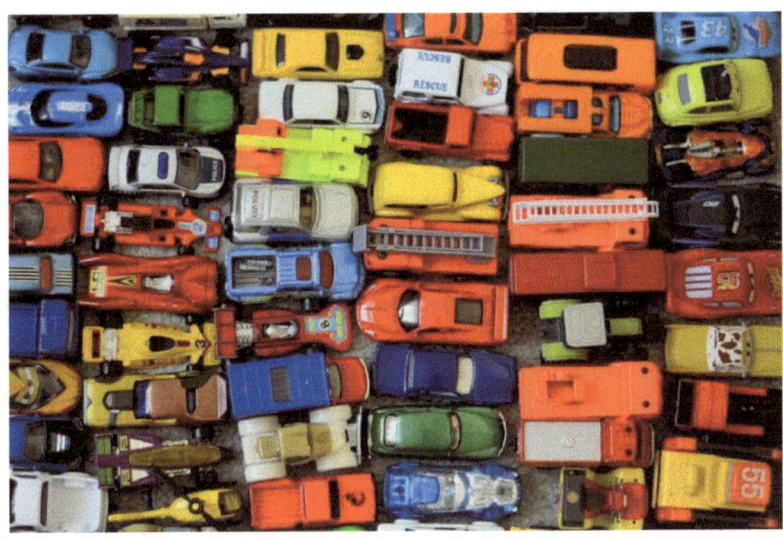

Es ist schon ein Wunderwerk, wie alles im Auto (im Körper) funktioniert, wie die Autoteile (Organe) arbeiten und alles aufeinander abgestimmt ist.

Wer steuert nun das Fahrzeug, unseren Körper? Wer oder was sitzt da drin? Ist es das „ICH", welches die Einzelteile miteinander arbeiten lässt?

In unserem Sprachgebrauch heißt es: Ich habe Hunger, ich habe Durst, ich bin müde. Bin ich denn mein Körper???
Ich bin viel mehr als mein Körper! Ich benutze einen Körper,

mein Fahrzeug, um hier auf der Erde Erfahrungen zu machen. Gerne wird der Körper auch mit einem Raumfahrt-Anzug verglichen.

COBIMAX-Sätze lauten etwa so: „Bau und Funktion meines Magens und alle pathologischen Veränderungen auf oder durch meinen Magen".
Solche „cobimaximierten", d.h. auf Ultraviolett-Licht-Frequenz gebrachten Sätze aktivieren die Selbstheilungskräfte.

Bin ich das, der die Selbstheilungskräfte aktiviert? Bin ich das, der den Körper funktionieren lässt?

Eins haben wir jetzt schon verstanden: „Ich" ist nicht mein Körper.
In unserem Kopf befinden sich verschiedene Gehirnteile.
Vielleicht finden wir dort das „ICH".

In unserem Großhirn finden wir unsere Gedanken, unsere Glaubenssätze, gespeicherte Erfahrungen, die unsere Handlungen beeinflussen und vieles mehr, was im Prinzip unsere Persönlichkeit ausmacht.
Ist die Persönlichkeit das „ICH"?

Die Persönlichkeit

Die Menschen identifizieren sich sehr stark mit der Persönlichkeit, mit ihrer Individualität.

Bin ich meine Persönlichkeit, ist meine Persönlichkeit das „ICH"?
Nein! Die Persönlichkeit ist eine Eigenschaft des Körpers.

Durch die Persönlichkeit können wir mit anderen kommunizieren, etwas erfahren, etwas bewirken. Sie formt, wie wir mit Ereignissen umgehen.

Es gibt verschiedene Persönlichkeitsaspekte in einem Menschen. Sie sind eher als Masken zu bezeichnen, die Menschen aufsetzen und durch diese kommunizieren.

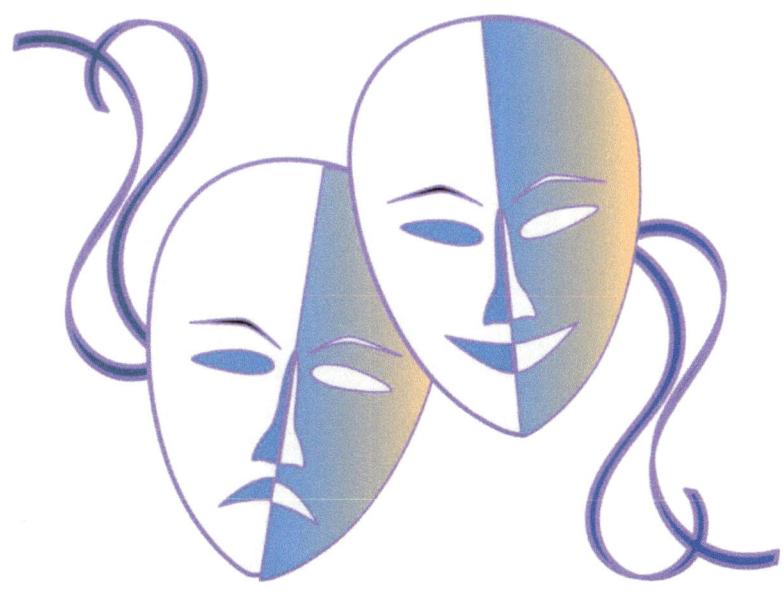

COBIMAX hat herausgefunden, dass unsere Persönlichkeit sich selbst sehr stark in unsere Angelegenheiten mischt, mitunter sogar Heilung verhindert, aus Angst, sie könne etwas verlieren.

1. Very Important Personal protected „Symptom"
2. Autonome Gehirnkarte für Very Important Personal protected „Symptom"
3. Autonomes Gehirnkartenprogramm für Very Important Personal protected „Symptom"
4. Very Important Personal protected „Symptom"-Krankheitsgewinn
5. Very Important Personal protected „Symptom"-Firewall
6. Very Important Personal Protector-Zensur-Lockerung
7. Very Important Personal Protector „Symptom"-Zensur-Lockerung
8. Very Important Personal Protector kept Diseases

Der Verstand

Der Verstand ist ebenfalls ein Aspekt der Persönlichkeit, also ist es auch nicht mein „ICH".
Er versetzt den Menschen in die Lage, die Welt um ihn herum zu verstehen.

Der Sitz des analytischen und emotionalen Denkens ist das Großhirn, der Neokortex.

Da der Neokortex in die rechte und linke Gehirnhälfte gespalten ist, ist es den meisten Menschen nicht möglich, gleichzeitig analytisch und emotional zu denken. Bei den „Verstandesmenschen" wird überwiegend die analytische Seite aktiv.

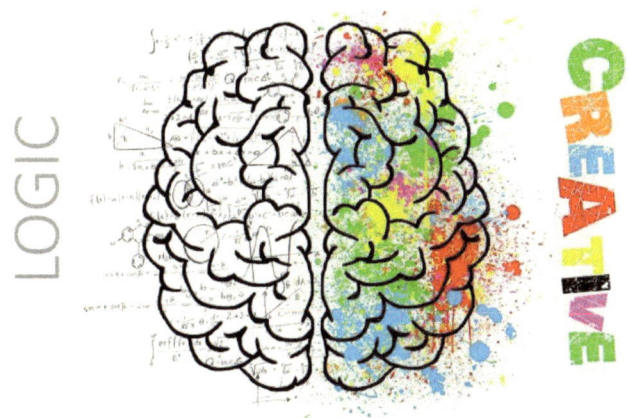

Vor etwa 3 Jahren gab es bei Galileo folgende neue Erklärungen:
Es gibt Unterschiede zwischen den zwei Gehirnhälften, diese sind aber viel geringer und feiner als gedacht (z.B. verarbeitet die linke Hälfte des Gehirns Details, während die rechte Hälfte das große Ganze sieht).
Die beiden Gehirnhälften kann man nicht isoliert voneinander

betrachten: Sie funktionieren viel mehr als System, welches eher gemeinsam, als getrennt voneinander benutzt wird.

Eine weitere Erkenntnis ist, dass man das Gehirn eher in einen oberen und unteren Bereich aufteilen kann. Der obere Bereich entwickelt und überarbeitet nicht funktionierende Pläne. Der untere Bereich interpretiert und ordnet unsere Wahrnehmungen. Jahrelange Forschung zeigt, dass die Oben/Unten-Einteilung viel besser erklärt, warum Menschen unterschiedlich denken und handeln. Klar ist, jeder Mensch benutzt beide Hälften des Gehirns. Das entscheidende ist, wie intensiv und gut diese zusammenarbeiten.

Ob „rechts und links" oder „oben und unten" ist für COBIMAX nicht relevant.

COBIMAX hat herausgefunden, dass z.B. Dysbalancen ausgeglichen werden können, wenn wir erlebte Emotionen, die an Menschen, Dingen, Orten, Zeiten und Ereignissen festgemacht werden, im Neokortex trennen.

Unter www.connectdoor.de ist im Level „Freie Themenwahl" ein komplettes Programm „Gefühle" aufgelistet, das mit dem entsprechenden Gefühl benannt und nach der Vorgabe durchgearbeitet und somit ausgeglichen werden kann.

Das Ego

Ego ist Lateinisch und heißt ins Deutsche übersetzt „Ich".
Ist „ICH" das Ego???

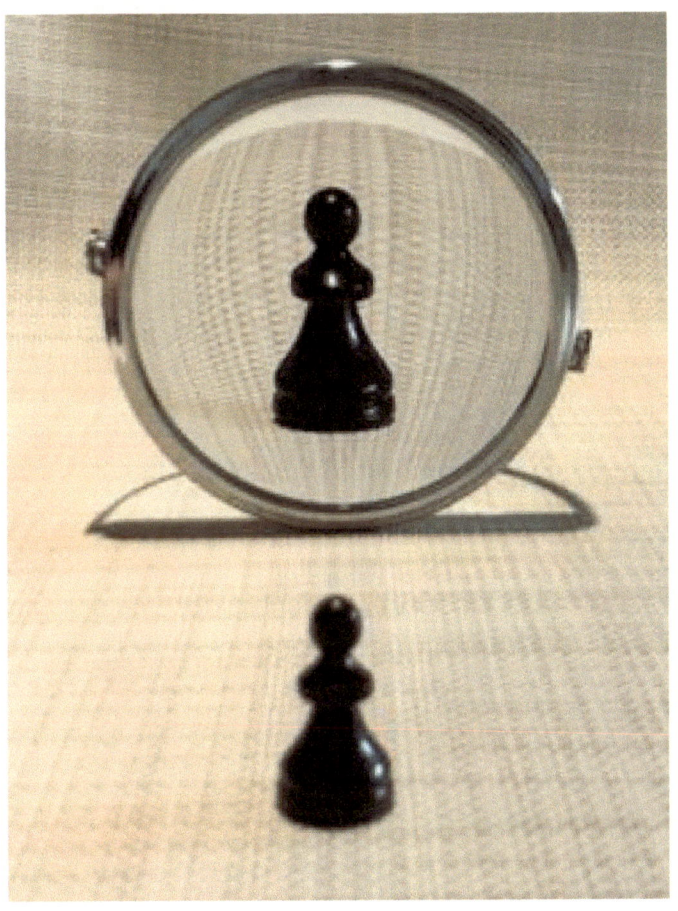

Das Ego hat viele Varianten. Es steuert, meist unbewusst, unser Leben. Es ist abhängig davon, wie uns andere Menschen wahrnehmen. Wir polieren es gerne auf, um gut dazustehen. Es ist ein Konstrukt aus Prägungen von Außen, die durch eigene Erfahrungen bestätigt wurden und so als „richtig" in unserem Denken verankert sind.

Jeder hat sein individuelles Ego. Es gilt, das eigene Ego zu kontrollieren und sich nicht von ihm kontrollieren zu lassen.

Der Begriff Egoist hat einen negativen Beigeschmack. Kennen wir doch Menschen, die einen solchen Egoismus an den Tag legen, dass man kaum glauben kann, dass es das gibt.

Hier eine kurze Episode: Nach Weihnachten beschwert sich ein Mann, dass weder seine drei Exfrauen noch eins von seinen zehn Kindern ihm einen Weihnachtsgruß haben zukommen lassen. Empört über ein solches Verhalten, glaubte er sich im Recht. Meine Frage an ihn, ob ER denn allen geschrieben habe, stieß auf völliges Unverständnis. Wieso solle er das tun???

Ego steht umgangssprachlich für Selbstwertgefühl. Im oberen Zusammenhang kann da schon von übersteigertem Selbstwertgefühl gesprochen werden.

Das Ego sehe ich als einen Teilaspekt der Persönlichkeit und die Persönlichkeit sehe ich als Eigenschaft des Körpers.

Also ist das Ego auch nicht „ICH".

Der Geist

Geist bezeichnet etwas Nicht-Materielles.
Etwas ist geistig, also nicht auf der materiellen Ebene.
Jeder von uns kennt den Satz: „Der Geist herrscht über die Materie".
Somit können wir auf geistigem Weg die Materie verändern, wenn wir wissen, wie das geht.

Das Kybalion beinhaltet u.a. das Prinzip der Geistigkeit.
„Das All ist Geist, das Universum ist geistig"

Das Wort Geist bezieht sich auf das Denkvermögen des Menschen, seine Verstandeskräfte, seine Fähigkeit, Dinge zu durchdenken und zu beurteilen. Somit ist der Geist gekoppelt mit dem Verstand und unserer Persönlichkeit. Es sitzt so viel in unserem Kopf! Geist ist also auch nicht „ICH"!

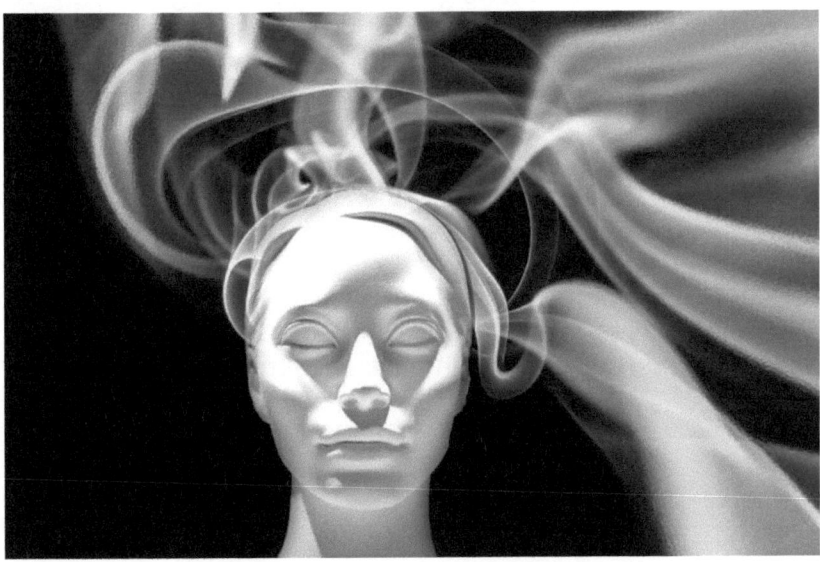

Das läuft alles auf der Physikalischen Frequenzebene ab. Sind wir jedoch in der Lage, die Schwingung unserer Gedanken anzuheben auf die Ebene, auf der es noch keine Polarität gibt, auf der noch alles als Möglichkeit existiert, haben wir die Fähigkeit, Materie zu beeinflussen.

COBIMAX macht es möglich.

Einstein bemerkte vor vielen Jahren schon sehr treffend, wenn wir Materie beeinflussen wollen, sei es nicht wichtig, in welcher Zeit die Materie schwingt, sondern in welcher Zeit das Gehirn denkt, das die Materie beeinflussen will!

Seht Eure einzelnen Gehirnareale als ein Schaltgetriebe, das die Fähigkeit besitzt, in unterschiedlich schnellen Zeiten zu denken. Wenn wir unser eigenes Wachbewusstsein als den langsamsten, den «ersten Gang» bezeichnen, so stellt COBIMAX den «vierten Gang» dar.

Durch diesen vierten Gang erreicht der COBIMAX-Anwender eine Gedankengeschwindigkeit, die es ermöglicht, an der Unterbewusstseinsebene des Kleinhirns anzudocken – und Einfluss auf unseren Lichtkörper zu nehmen, genauer unseren Ultraviolett-Lichtkörper, der sich im Inneren unserer Zellen verbirgt.

Um noch eins drauf zu setzen:

Von dieser Zeitebene aus, die in der Wellenlänge des Ultraviolettlichtes schwingt, sind unterbewusst alle Menschen dauerhaft miteinander vernetzt.

COBIMAX ist ein Schlüssel zu diesem Gedankenportal und ermöglicht, dass jeder Mensch mit jedem beliebigen anderen Menschen biologische Daten austauschen kann.

Die Seele

Es gibt verschiedene Meinungen über den Sitz der Seele und über den gegenseitigen Einfluss des Leibes und der Seele.

Nach Auffassung von COBIMAX ist der Sitz der Seele in der Thymusdrüse inmitten der Brust auf dem Herzen.

Die Seele zeichnet alles auf, was wir in allen Inkarnationen gelernt haben, sie ist das Buch des Lebens.
Die Seele ist weit mehr als der Geist. Sie ist nicht körperlich und unsterblich.

Wenn der Mensch stirbt, beginnt der physische Körper sich zu zersetzen. Er hat keine Verbindung mehr zum nächsten Körper, nämlich zum Seelenkörper. Die Seele ist der Teil, der dann weiterlebt. In der Seele ist die ganze Information gespeichert, die absolut wichtig ist, um uns weiter entwickeln zu können. Denn wir werden uns irgendwann wieder einen neuen physischen Körper heraussuchen. Bis dahin ist die Information nirgendwo so sicher verpackt wie in der Seele.

Wir machen das Speichermedium, die Seele, fest an der Thymusdrüse. Die Thymusdrüse ist direkt um das Herz herum gebaut. Die Seele ist das dritte Gehirn, welches Aufzeichnungen über unsere einzelnen, in linearer Reihenfolge erlebten Leben macht. Sie ist sehr wichtig. Die Seele ist das aufzeichnende Gehirn für die von uns als Seelenbewusstsein erlebte Inkarnation. Sie wirft auch für unser jeweiliges Leben bestimmte Schatten oder Fußspuren voraus. Sie ist für uns auch mitunter der Antrieb, dass wir uns in bestimmte Richtungen bewegen, die für uns vielleicht Schmerz, Leid, Pein oder Unangenehmes hervorrufen, aber nur mit dem Sinn, dass wir erfahren und dann verstehen und uns daran weiterentwickeln.
Wenn wir bestimmte Emotionen in unserem jetzigen Leben immer und immer wieder erleben und die gleiche Emotion im

nächsten Leben wieder so erleben und wieder und wieder, dann haben wir dieses Gefühl, welches durch die Emotion hervorgerufen wird, noch nicht zur Weisheit gebracht. Zur Weisheit gebracht heißt, ich habe das Gefühl in all seinen Polarisierungen erkannt, z.B. das Gefühl der Macht, das ich auf andere ausgeübt habe oder das auf mich ausgeübt wurde. Jetzt speichert die Seele, dass kein Problem mehr besteht und im nächsten Leben braucht z.B. das Gefühl der Macht nicht mehr erlebt zu werden. Dann wird sich auf andere Dinge fokussiert.

Die Seele sorgt dafür, dass alles, was wir an Emotionen noch zu bearbeiten haben, ins nächste Leben mit eingebracht wird. Bei der Bildung des neuen Körpers ist die Seele letztendlich dafür verantwortlich, dass dies alles in sogenannte genetische Strukturen eingepackt wird. Denn unsere Gene sind nichts anderes als vorhersagbares emotionales Verhalten. Unser physischer Körper ist nichts anderes als eine gigantische emotionale Struktur. Bei der Zeugung ist die Seele bis zu einem gewissen Grad schon dabei und beginnt mit zu organisieren.

Wir haben erkannt, dass die Seele sehr viele Dinge aufnimmt, z.B. nimmt sie Teile des mütterlichen Bewusstseins auf, welche als eigene Gedanken und Emotionen programmiert werden, obwohl sie nichts Eigenes sind. So wie in allen Informationsbereichen gibt es versehentliche Lecks, und es kann vorkommen, dass Informationen in eine neue Inkarnation übertragen werden, obwohl sie da nicht hingehören. Diese Übertragungsfehler müssen aus dem Seelenbewusstsein wieder gelöscht werden, sie sind Sonder-Müll.

Die Seelenstrukturen sind eine Art Gefäße, in denen Informationen gespeichert, weitergegeben und ganz einfach verarbeitet werden. Deswegen müssen wir auch verstehen, dass die Seele Fehlinformationen aufnehmen kann und uns damit in weiteren Inkarnationen belasten kann.

Postfetalgravitationierung ist eine so gigantische Erkrankung, die selbst die Seele massiv beeinflusst.
50 % der Menschen im Westen leiden an dieser Krankheit. Cobimax hat erkannt, dass die davon betroffenen Menschen von der Geburt an bis zum Tod noch an das Kleinhirn und das Bewusstsein der Mutter angeschlossen sind. Es ist eine der gefährlichsten Krankheiten, weil die Seele darunter leidet. Die Seele zeichnet auf, was im Menschen an Informationen verarbeitet wird. Ob diese aus dem eigenen Ich-Bewusstsein kommen oder von der Mutter übertragen werden, kann die Seele nicht unterscheiden, sie zeichnet lediglich alle Informationen auf. Die Seele ist nicht für die Unterscheidung verantwortlich, ob es Informationen von innen oder außen sind, sie zeichnet einfach auf. Das Kleinhirn aber erkennt sehr wohl, ob es von intern oder extern kommt und hat die Macht über die Thymusdrüse bzw. die Seele, um dort zu korrigieren.

Wir haben ein Bewusstsein, mit dem wir als COBIMAX-Anwender interagieren, was sogar über dem Seelenbewusstsein steht. Falschinformationen, die hier abgespeichert sind, werden eliminiert, sodass wir schneller vorankommen und die Seele nicht mehr leiden muss. Wenn wir mit COBIMAX aussprechen: „Meine körperlichen Schmerzen sind seelische Schmerzen", können wir im Falle einer Reaktion erkennen, dass unsere physischen Schmerzen in Wahrheit seelische Schmerzen sind. Teilweise ist in der Seele richtig Schmerz und Leid geparkt, weil destruktive Emotionen und Gefühle noch nicht verarbeitet sind. Dann muss die Seele das Problem an den physischen Körper vermitteln, damit wir begreifen, dass durch Handlung und Aktivität im physischen Bereich etwas korrigiert werden sollte. Deshalb löst die Seele in uns körperlichen Schmerz aus, wenn sie leidet.

Die Epiphyse generiert Gefühle grundsätzlich als elektrische Signale, das sind ganz bestimmte elektrische Impulse, die durch die Nerven durchgeleitet werden, diese Schwere, die wir dadurch erzeugen, wird von der Seele beständig registriert.

Aus Wikipedia:
Bereits in der Religion der Ägypter hatten Federn eine sakrale Bedeutung. Nach dem Tod einer Person wurde ihre Seele mit der Feder der Maat aufgewogen. Welche Seele so leicht war, wie die Feder, war von keinen Sünden belastet. In der ägyptischen Hieroglyphenschrift stand deshalb die Feder für die Wahrheit.

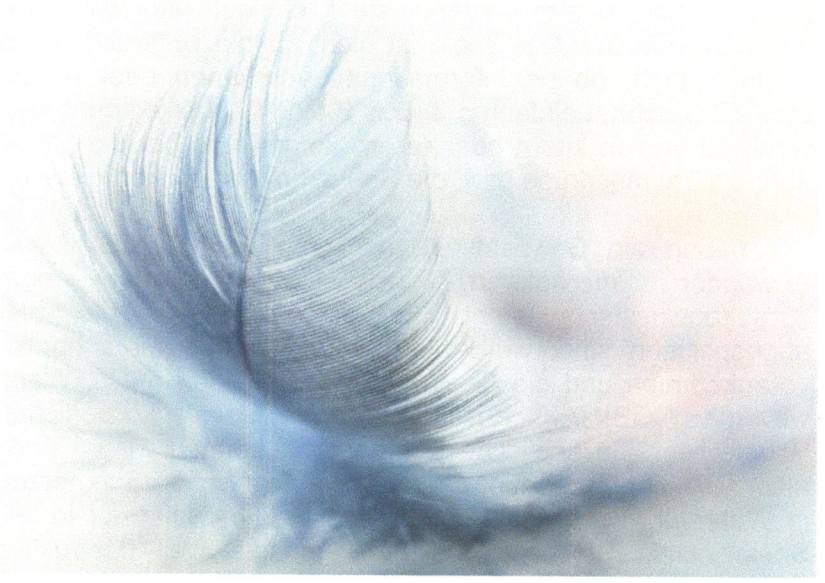

COBIMAX gestaltet Abfragen, um in der heutigen Inkarnation Dinge zum Abschluss zu bringen, die die Seele dann nicht mehr aufzeichnen muss und sie nicht mehr in die nächste Inkarnation übernehmen muss.
Die Seele manifestiert ihre Wünsche als Signaturen, als Prägung im Neocortex, die als ein magnetischer Sender wirken, damit wir in der physischen Realität das erleben, erfühlen, was die Seele erleben möchte.

Beispiele:

„Hassen, gehasst werden" will meine Seele zur Weisheit gebracht sehen

„Stehlen, bestohlen werden" will meine Seele zur Weisheit gebracht sehen

„Ich bitte dich, mein hl. Geist, mich Weisheit über das meine Seele Beschwerende erlangen zu lassen"

Ein Beispiel wäre noch ein Programm zur Verjüngung:

1.   Ich beauftrage meine Seele, meine Thymusdüse, das Hormon für ewiges Leben dauerhaft zu bilden, zu synthetisieren.

2.   Qualität, Quantität, Aktivität, Reparatur oder vollkommene Neubildung derjenigen Rezeptoren, die die Hormone für ewiges Leben aufnehmen.

3.   Ich beauftrage meine Seele, meine Thymusdrüse, die Enzyme für immerwährende Jugend hervorzubringen.

Die hier zur Verfügung gestellten COBIMAX- Sätze sind bei www.connectdoor.de unter Freie Themenwahl zu erarbeiten oder zusammen mit einem COBIMAX-Therapeuten/Berater.

Die Seele ist auch nicht das, was wir als „ICH" bezeichnen.

Wir können der Seele Gutes tun, indem wir unseren Alltag so gestalten, dass wir Hektik vermeiden, öfter lachen, Kreativität ins Leben einbeziehen, Unbekanntes erforschen und somit den Horizont erweitern und uns so annehmen wie wir sind, einfach zufrieden sind.

Als Unterstützung haben wir die Möglichkeit, eine spezielle Holzpyramide mit in unsere COBIMAX-Arbeit einzubeziehen.

Pyramiden, in die man sich hineinsetzen kann oder unter die man sich setzen kann, sammeln diejenigen Energien ein, die normalerweise die Erde in dem eigenen Spin halten, dass die Erde sich um sich selbst dreht und um die Sonne herum in ihrem Orbit gehalten wird, so als wäre die Erde ein Elektron. Diese Kräfte sind bewusste Einheiten, es steckt Bewusstsein und Energie dahinter, d.h. es sind extrem großartige Wesenheiten, die noch größer als der Humanarchitekt sind.

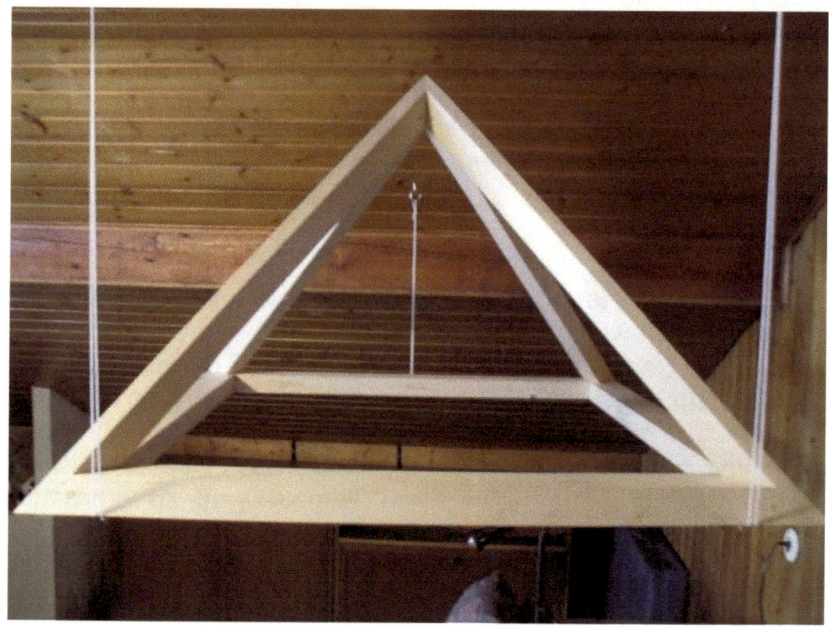

Auffallend ist, dass unter dieser Holz- Pyramide anders mit COBIMAX gearbeitet werden kann. Wir müssen nicht mehr den Namen als Zielobjekt eingeben.

Die Dinge, die wir eingeben, geschehen schneller und umfänglicher.

All diese Pyramiden fangen die Rotationsenergie der Erde ein und verbinden denjenigen, der darunter sitzt mit seinem Mittelhirn. Was darunter gedacht wird, welche Bilder hier aufrechterhalten werden, wird sehr schnell zur Realität. Diese Energien werden konzentriert in Pyramiden eingefangen und dies führt dazu, dass die Pyramiden eine eigene Form von elektrischer Energie erzeugen. Was metallische Pyramiden in sich an Energie einfangen, behalten sie selbst in ihren metallischen Körpern und geben höchstens 10% an die Objekte, Menschen, Tiere, Pflanzen, die darunter sind, ab.

Viele stellen immer wieder die gleiche (berechtigte) Frage: WIE bekomme ich das Neue (was ich eigentlich gern in meinem Leben hätte) besser, leichter, also effektiver und effizienter in meinen Alltag, in meine Realität?
Die ganze äußere Realität, die uns tagtäglich widerfährt, ob schön oder weniger schön, hat ihren Ursprung als Programm im Wachbewusstsein unserer rechten und linken Gehirnhälfte. Diese Verhaltens-, Krankheits- und Emotional-Programme wurden erst durch mehrmaliges Wiederholen ein und desselben Vorganges zu einem Programm. Hier sei an das einfache Laufen lernen, Schritt für Schritt, als Beispiel gedacht.

Doch genauso wie Laufen ein ständiges Abspulen des entsprechenden Programmes ist, so haben wir auch viele andere Programme, die uns oft NICHT als Vorteil in unserem täglichen Leben erscheinen: Misserfolge, Krankheits- anfälligkeit, "mir passiert immer wieder das gleiche Missgeschick", Geldsorgen und natürlich der ganze Rattenschwanz. Und doch, bei genauer Betrachtung, sind die eben genannten Erscheinungen die ins "Reale" mühelos projizierten Programme, die wir einst mühevoll erlernten.

Genau an dieser Stelle sollte das ganz große Fragezeichen gesetzt werden!
Die Holzpyramiden ermöglichen eine extrem schnelle und effektive Neuroplastizität in unserem Gehirn (Neocortex). Anders ausgedrückt heißt das, wozu wir bisher vielmalige Wiederholungen erzeugten, um ein neues Programm ins Gehirn zu integrieren, setzen wir uns nun unter die Holzpyramide und wiederholen ein gewünschtes Thema

allerhöchstens dreimal. Die Auswirkung dieser bewussten Konzentration ist oft unmittelbar.

Der Clou an der ganzen Sache ist, dass elementare Energien im Wirkungsbereich dieser Pyramiden gesammelt und konzentriert werden, die es unserem Gehirn ermöglichen, emotionale und analytische Eindrücke im gleichen Moment miteinander zu koppeln. Bisher haben wir unsere ganze Macht in das programmierte Abspulen einer Emotion hineingegeben, die uns wiederum nur mit der entsprechenden emotionalen Vergangenheit verbunden hat. Nun wird durch diesen "Pyramidenfokus" die volle Macht in die augenblickliche Realitätsgestaltung eines gewünschten Vorganges gegeben.

Mal so ganz nebenbei bemerkt, werden während der "Pyramidenarbeit" Seelenprogramme (Karma) gelöst, für die wir schon oft genug ganze Lebenszeiten ("Inkarnationen") verplempert haben. So kann man letztendlich zu dem Schluss kommen, dass selbst das Seelengehirn (Thymus) perfekt in diese Pyramidenarbeit mit eingebunden ist.
Wir bemerken dies anhand plötzlich fehlender Missgeschicke bisheriger Art.

Wachbewusstsein, Mittelhirn, Kleinhirn und Thymusgehirn werden während der Pyramidenarbeit so perfekt miteinander synchronisiert und vernetzt, sodass auf die willentliche Formung der äußeren Realität diejenige Macht gelenkt werden kann, die wir bisher für das Erzeugen vergangener emotionaler Programme verschwendeten.
Das ist das kleine Geheimnis hinter den Pyramiden.
Wir sollten jedoch nicht mit größeren Emotionen, mit Ängsten unter die Pyramide gehen.

Das Unterbewusstsein

Nach den Erfahrungen von COBIMAX, der Communikations-Biologischen Matrix, ist das Unterbewusstsein mit dem Kleinhirnbewusstsein gleichzusetzen, welches im Kleinhirn, auch Reptiliengehirn genannt, seinen Sitz hat.

Das Kleinhirn (Cerebellum) ist ein Teil des Gehirns, befindet sich unterhalb der Hinterhauptlappen des Großhirns in der hinteren Schädelgrube und lagert sich dem Hirnstamm hinten auf.

Wikipedia schreibt: „Das Kleinhirn ist beim Menschen dem Volumen nach der zweitgrößte Teil des Gehirns, besitzt aber eine deutlich höhere Zelldichte als das Großhirn. So macht das menschliche Kleinhirn beim Erwachsenen mit etwa 150 g nur etwa ein Zehntel des durchschnittlichen Hirngewichts aus, doch enthält es mit knapp **70 Milliarden** Nervenzellen etwa vier Fünftel, also den Großteil aller zentralnervösen Neuronen. Die Oberfläche der Kleinhirnrinde ist in feine blattförmige Windungen gefaltet und entspricht etwa 50–75 % der Rindenoberfläche der achtmal größeren Großhirn-Hemisphären.

Das Kleinhirn erfüllt wichtige Aufgaben bei der Steuerung der Motorik: Es ist zuständig für Koordination, Feinabstimmung, unbewusste Planung und das Erlernen von Bewegungsabläufen. Zudem wird ihm neuerdings auch eine Rolle bei zahlreichen höheren kognitiven Prozessen zugeschrieben."

Wie bereits im Taschenbuch „Connectdoor-Zugang zur nächsten Dimension – Rund um Bakterien, Viren & Co." beschrieben ist, kann das Kleinhirn, in dem das Unterbewusstsein lokalisiert ist, noch viel mehr:

Während Euer Wachbewusstsein, Eure rechte und linke Gehirnhälfte, alles feststellt, was im physischen

Frequenzbereich erkannt und verarbeitet wird (fest, flüssig, gasförmig), hat das Kleinhirn ganz andere Aufgaben.

So wie Ihr viele kleine Zellen mit eigenem Bewusstsein habt und Ihr der willentliche oberste Gebieter über diese Zellen seid, so ist Euer Großhirn die oberste Bewusstseinsinstitution für den gesamten physischen Körper.

Wenn wir aber auf das Kleinhirn schauen und verstehen wie es funktioniert, welche Optionen, Möglichkeiten, Fähigkeiten, Kommunikation es bietet, dann stellen wir fest, dass es bisher relativ ungenutzt war.

Während Ihr Euch über Euer Wachbewusstsein als einzelner Mensch differenziert, ist das Bewusstsein des Kleinhirns in jedem Menschen exakt das Gleiche. So könnte man sagen, dass der Humanarchitekt, das Kleinhirnbewusstsein, jeden einzelnen Menschen als jeweils eine Zelle seines gesamten Körpers (alle Menschen zusammen) sieht. Humanarchitekt, Murmurator, Schwarmbewusstsein, Gruppenbewusstsein, das sind alles Namen für das Kleinhirnbewusstsein oder Unterbewusstsein.

Jetzt müsst Ihr Euch vorstellen, dass alles Wichtige, was je gedacht wurde, Euer Kleinhirn für Euch speichert. Euer Kleinhirnbewusstsein ist die Verbindung von jedem Menschen zu jedem Menschen. So wie Euer Wachbewusstsein den Milliarden Körperzellen sagt: *Wir gehen jetzt in diese Richtung!* und alle Zellen gehen mit, so habt Ihr ein Kleinhirn-Bewusstsein, welches jeden einzelnen Menschen als jeweils eine Zelle seines quasi „übergeordneten" Organismus sieht."

Ihr kommt mit Eurem Wachbewusstsein relativ jungfräulich auf die Welt, es will Erfahrungen machen, während Euer Kleinhirn als eine eigene Bewusstseinseinheit „fix und fertig" auf die Welt kommt. Wenn bei jedem Menschen das Kleinhirn-Bewusstsein das Gleiche ist, brauchen wir nur eine frequentale Anbindung vom Großhirn zum Kleinhirn.

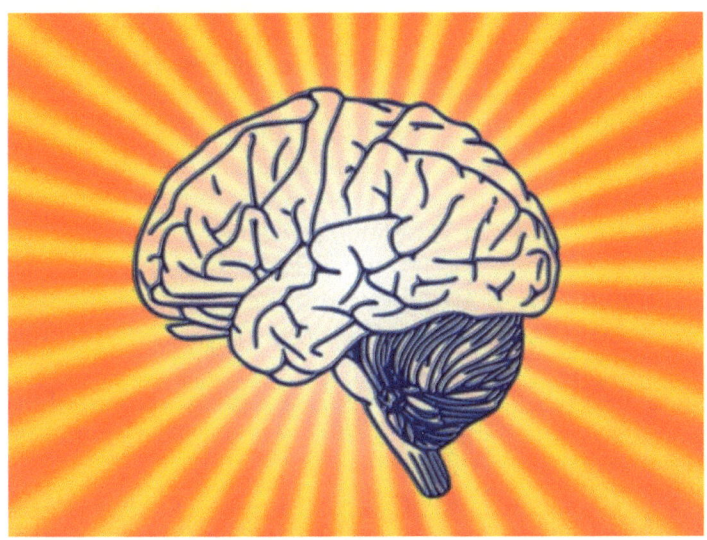

Ihr bekommt durch die COBIMAX-Methode wieder Anbindung ans Kleinhirn, damit Euer Großhirn Verbindung zum Kleinhirn aufnehmen kann. Das Interessante dabei ist, dass es keinen Unterschied macht, ob ein Neuling oder ein alter Hase diese Kommunikationsmöglichkeit nutzt, also COBIMAX praktiziert, das Ergebnis ist dasselbe.

Das Kleinhirnbewusstsein ist dafür zuständig, dass es erst einmal entscheidet, ob etwas für uns nützlich ist oder nicht. Daher entscheidet es auch, wie lange, wo und wie intensiv am oder im Körper gearbeitet wird. Wir geben nur die Richtung vor.

Das Unterbewusstsein des Kleinhirns aktiviert die Mikrotubuli und notwendige Veränderungen werden sofort durchgeführt.

Mikrotubuli verrichten für uns eine Vielfalt von Arbeitsdiensten:

- Sie dienen als Zeittransformatoren und als Translations-
zentren für die Informationsübertragung von der UV-Licht-
Ebene hinein in die physische Ebene.
- Sie trennen und verbinden verschiedene Realitätsebenen.
- Sie wandeln holografische Muster in biologische Materie.
- Sie arbeiten auf cobimaximierten Befehl hin wie ein
Frequenzgenerator und erzeugen eine unbegrenzte Form und
Vielzahl an Oszillationen.
- Sie besitzen ein Höchstmaß an Dynamik.
- Sie organisieren und teilen die Zelle.
- Sie bauen neues Gewebe auf und reparieren Gewebe.
- Sie zerstören krankes Gewebe und Krankheitserreger wie
Bakterien, Viren, Pilze u. a.
- Sie erzeugen UV-Licht-Frequenzen jeglicher physischer
Mittel wie Kräuter, Mineralien, Vitamine usw. und platzieren
und dosieren diese exakt.
- Sie orten und regulieren jegliche Gefühlshormone, die
Schädigungen und Suchtverhalten an unseren Zellen und
deren Rezeptoren verursacht haben.
- Sie reduzieren radioaktive Kontamination ebenso wie ein
Übermaß an Röntgenstrahlung.
- Sie leiten Toxine (Gifte) und Schwermetalle aus.
- Sie identifizieren und neutralisieren jegliche Rauschdrogen
wie Kokain, Marihuana, Speed, Extasy, Alkohol und Nikotin.
- Sie sind der Schlüssel zur biologischen Quantenmechanik
und das vielseitigste Werkzeug und Kommunikationsmittel,
das die Natur zu bieten hat!

Fazit: Wer die Sprache des mikrotubulidurchfließenden UV-
Lichtes spricht, ist mächtig: Sein Wort ist Gesetz. (Nicola Tesla)

Das Bewusstsein

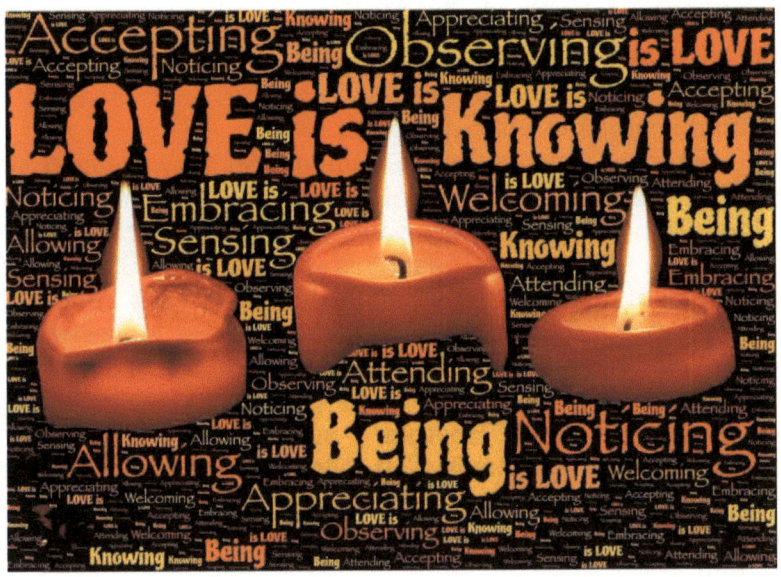

Wenn man im Internet nach dem Wort „Bewusstsein" schaut, ergibt es viele verschiedene Interpretationen.
Es wird als Zustand, in dem man sich einer Sache bewusst ist; ein deutliches Wissen von etwas hat, Gewissheit hat, bezeichnet.

Die Gesamtheit der Überzeugungen eines Menschen, die von ihm bewusst vertreten werden, die Gesamtheit aller jener psychischen Vorgänge, durch die sich der Mensch der Außenwelt und seiner selbst bewusst wird, ist ebenfalls eine Erklärung.

Der Zustand geistiger Klarheit; die volle Herrschaft über seine Sinne wird ebenfalls als Bewusstsein benannt.

Bewusstsein ist im weitesten Sinne das Erleben mentaler

Zustände und Prozesse. Eine allgemein gültige Definition des Begriffes ist aufgrund seines unterschiedlichen Gebrauchs mit verschiedenen Bedeutungen schwer möglich.

Das alles sind Definitionen von „Bewusstsein"

Ramtha schreibt in seinem Glossar:
Mind ist das Produkt von Strömen von Bewusstsein und Energie, die auf das Gehirn einwirken und Gedankenformen, holografische Ausschnitte oder neurosynaptische Muster erschaffen, die man Gedächtnis nennt. Die Ströme von Bewusstsein und Energie erhalten das Gehirn am Leben. Sie sind seine Kraftquelle. Die Fähigkeit eines Menschen zu denken gibt ihm seinen „Mind".

Bewusstsein und Energie sind die dynamischen Schöpferkräfte und unauflöslich miteinander verbunden. Alles Existierende entsprang dem Bewusstsein und manifestierte sich durch die Modulation seiner energetischen Wirkung in der Materie.

Das Selbst

Diplom-Psychologe Werner Eberwein schreibt u.a.:

... „Das Selbst" ist ein Begriff, der in der Psychologie mit vielen, teilweise unterschiedlichen Bedeutungen verwendet wird. In der Regel ist damit gemeint, dass und wie ein Mensch „sich selbst" als einheitliches, autonom denkendes und handelndes Wesen wahrnimmt, also als ganze Person, als Persönlichkeit.

Wir können u.a. unterscheiden:

· das materielle Selbst, unser erlebter, gespürter und handelnder Körper

· das geistige Selbst, unsere Psyche, unsere Einstellungen, Werte, Erfahrungen und Gefühle, unsere Persönlichkeit.

Materielles Selbst und geistiges Selbst stehen in enger Wechselwirkung...

Der Buddhismus lehnt die Existenz eines Selbst ab. Nach buddhistischer Vorstellung gibt es kein beständiges Selbst, sondern nur einen sich ständig ändernden Fluss von Erfahrungen bzw. Bewusstseinsinhalten.

In Ramtha's Büchern wird das Selbst als wahre Identität des Menschen, die etwas anderes ist als die Persönlichkeit, beschrieben. Es ist der transzendente Aspekt des Menschen.

COBIMAX-Abfragen zeigen auf, dass wir Menschen unser Selbst sogar über Krankheiten definieren.
Hier einige Abfragen, z.B. zur Nutzung auf www.connectdoor.de, Freie Themenwahl:

1. Selbst-/Eigendefinition über Xx-Smptomatik/Xx-Erkrankung

2. Physischer Schwere-Anker durch Selbstdefinierende Xx-Symptomatik

3. Gehirnkarten-Programm (für physischer Schwereanker) zur Selbstdefinition über Xx-Symptome

4. Ich bin schon immer von meiner bisher der Selbstdefinition dienenden Xx-Symptomatik perfekt entschränkt

Xx ist Platzhalter für jegliche Symptomatik oder Erkrankung.

Das ICH

„Der Begriff des „Ich", also des Kern-Selbst, des inneren Beobachters ist eng verknüpft mit dem Konzept des freien Willens, der uns eine gewisse Souveränität gegenüber den Anforderungen der äußeren Situation, unserer Konditionierungen und Trieben verleiht.

Auch wenn äußere Anforderungen an uns herangetragen werden, auch wenn wir Konditionierungen unterliegen, auch wenn wir den Andrang biologischer Triebe erleben, so sind wir diesen doch nicht ausgeliefert. Wir können uns z.B. entscheiden, uns einem äußeren Druck entgegenzustellen oder uns unseren Konditionierungen oder Trieben entgegengesetzt zu verhalten, wenn wir einem Wert, der uns wichtiger ist, eine höhere Priorität geben."
Diplom-Psychologe Werner Eberwein

Das „ICH" wird also als der innere Beobachter verstanden, als das Kern-Selbst, der Wissende und Wahrnehmende.

Jedes Mal, wenn wir „ICH" sagen, setzen wir universale Energie in Bewegung.
Es ist die eigene Göttlichkeit, die wir mit den Worten „Ich bin" in die natürliche Richtung des Lebens fließen lassen können und somit auf Liebe, Frieden, Schönheit, Harmonie richten.

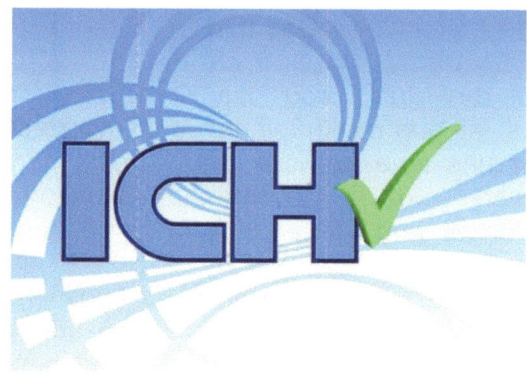

Wenn wir sagen: „Ich bin krank", dann wird durch diese Worte das Prinzip des Lebens, das vollkommen ist, ins Gegenteil umgekehrt. Wie oft sagen oder denken wir genau solche Sachen, ohne zu wissen, dass wir dadurch machtvolle, unbegrenzte Kräfte in Bewegung setzen, die nicht mehr aufhören zu wirken, bis sie zurückgerufen werden.

Auf dem Weg, mein „ICH" zu ergründen, was es ist, das aus mir, aus meinem Körper, herausschaut, habe ich viel recherchiert und herausgefunden, dass es viele verschiedene Meinungen gibt, die dieses Thema betreffen.

So kann ich nur für mich sprechen und aufzeigen, wie meiner Meinung nach mein menschliches Dasein sich zeigt.

Ich möchte ganz innen anfangen, nämlich mit meinem „ICH". Mein „ICH" bedient sich meiner Sinne, um Erfahrungen im Außen zu machen.

Jeder Leser sollte jetzt überlegen, ob er meinen Ausführungen folgen kann, oder ob er andere, eigene Erkenntnisse über sein „ICH" hat. Ich kann mir vorstellen, da jeder einen anderen Körper hat mit all den besprochenen Anteilen, dass es sich hier auch bei dem „ICH" um eine individuelle Angelegenheit handelt.

Mein „ICH" benutzt diesen Körper, der derzeit als Inge Friedrich bezeichnet wird, als ein bewegliches Vehikel, welches mit allen zum Leben notwendigen Sinnen, Organen und vielem mehr ausgestattet ist, um hier auf der Erde in dieser Zeit Erfahrungen zu sammeln.

ICH bin der Steuermann, ICH schaue aus diesem Körper heraus, ICH kann mich selbst nicht sehen und auch das Gesicht der Inge Friedrich nur im Spiegel betrachten. ICH bin in dem Körper, aber nicht als Gefangener, sondern als ein freies ICH, ICH kenne kein Altern, ICH kann Entscheidungen treffen.

Die Entscheidung, eine COBIMAX-Ausgebildete zu werden, brachte mich dem Erkennen meines eigenen ICH ein großes Stück näher. Mit der Fähigkeit, Gedanken zur eigenen Heilung zu nutzen und auch auf diese Weise mit allen Lebewesen verbunden zu sein und mit ihnen interagieren zu können, erkannte ich die göttliche Kraft in diesem ICH.

ICH nehme das ICH wahr, als meine Essenz, als das was ICH BIN.

ICH BIN!

1. Mein Denken und Fühlen in der Vergangenheit hat den Missklang in meiner heutigen Welt erzeugt.

2. Die erzeugte Unvollkommenheit hat sich verzehrt und ist schon immer umgewandelt.

3. Ich bin schon immer Gesundheit, Fülle, Vollendung, Glück, Frieden.

4. Ich bin die Kraft, in mir und überall, wo Vollkommenheit zu erkennen ist.

5. Ich bin die schaffende Gottheit, die in meinem Leben wirkt.

Die Einheit

„Körper, Persönlichkeit, Verstand, Ego, Geist, Seele, Unterbewusstsein, Bewusstsein, Selbst und das ICH haben wir jetzt in einzelnen Aspekten von verschiedenen Seiten betrachtet und fügen nun wieder alles zusammen, weil der Mensch nur mit all diesen Anteilen ein komplettes Wesen ist. Ein Aspekt bedingt den anderen und einzeln wäre keiner optimal lebensfähig. Erst die Gesamtheit macht den Menschen in seiner Einzigartigkeit aus.

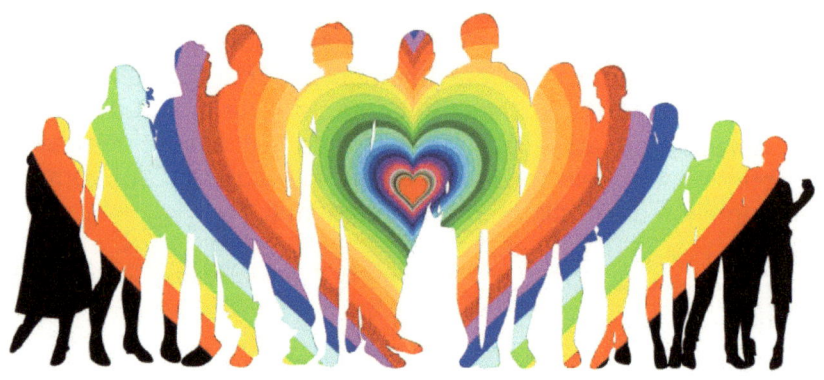

Wie ein Lebewesens gezeugt wird, ist wohl jedem bekannt. Das Heranwachsen im Mutterleib und die anschließende Geburt ist wissenschaftlich gut beschrieben. Ein äußerst wichtiger Aspekt, den wir mit Anschluss ans Kleinhirn genau hinterfragen können, sind die Zeugungsemotionen der Eltern:
1. Zeugungsemotionen meiner Mutter
2. Zeugungsemotionen meines Vaters

Diese beim Akt der Zeugung erlebten Emotionen stellen einen prägenden Einfluss auf das werdende Leben dar und begleiten es als Grundstruktur durchs ganze Leben.

Andere wichtige Aspekte:

"IS-BE" Definition:
„Ich persönlich bin der Überzeugung, dass alle fühlenden Wesen unsterbliche spirituelle Wesen sind. Dies schließt den Menschen ein. Aus Gründen der Genauigkeit und Einfachheit werde ich ein erfundenes Wort verwenden: "IS-BE". Denn die Unsterblichkeit eines Unsterblichen besteht hauptsächlich darin, dass es in einem zeitlosen Zustand des „ist" lebt, und der einzige Grund für seine Existenz ist, dass es sich dafür entscheidet, „zu sein".

Egal wie niedrig ihre Position in einer Gesellschaft ist, jeder IS-BE verdient den Respekt und die Behandlung, die ich selbst von anderen erhalten möchte. Jeder Mensch auf der Erde ist nach wie vor ein IS-BE, unabhängig davon, ob er sich der Tatsache bewusst ist oder nicht. "

(Airl - aus der offiziellen Abschrift der US Army Air Force, Roswell Army Air Field, 509. Bombengruppe, Gegenstand: Alien Interview, 24. 7. 1947, 1. Sitzung)

Im Buch „Alien-Interview" schreibt Lawrence R. Spencer:
Die IS-BEs auf der Erde haben gerade begonnen, sich an kleine Fragmente von all der Technologie, die überall im Universum existiert, zu erinnern. Theoretisch, wenn der Amnesie-Mechanismus, der gegen die Erde benutzt wird, vollständig außer Betrieb gesetzt werden könnte, würden alle IS-BEs ihre Erinnerung wieder erlangen!
Außerdem sind die meisten uralten Zivilisationen auf der Erde und viele der Ereignisse auf der Erde schwer beeinflusst durch die versteckte, hypnotische Operation der Old Empire Basis. Bis jetzt hat niemand genau herausgefunden, wo und wie diese Operation läuft, oder durch wen, weil sie so heftig geschützt sind, durch Schirme und Fallen!

Weiter schreibt er über die „Geschlechtliche Fortpflanzungs-Technologie":

Das Grundsatzkonzept dahinter war die Erfindung eines chemisch/elektrischen Zusammenspiels, genannt: "Zyklischer Reiz-Reaktions Erzeuger" (Cyclical stimulus-response Generator). Das ist ein programmierter genetischer Mechanismus, welcher einen scheinbar spontanen, wiederkehrenden Impuls zum Fortpflanzen bewirkt! Der biologisch-technische Prozess der "Reiz-Reaktions-Paarung" kontrolliert als Folge die Zellteilung und das vorprogrammierte Wachstumsmuster für selbsterneuernde Spezies.

In unserem Taschenbuch „ConnectDoor – Zugang zu außergewöhnlichen Dimensionen: Von geschmeidig über echt schräg zu voll krass" haben wir über diese Thematik ebenfalls berichtet.

Auch das Thema „Walk-In" wurde darin aufgegriffen.

COBIMAX-Abfrage: „Ich bin ein IS-BE „Take-Over", der den Vorbesitzer des physischen Körpers „hinausgeschoben" hat."
Die Walk-In-Erfahrung ist so sehr individuell verschieden, dass es schwierig ist, eine konkrete Beschreibung zu geben.
Eine individuelle Vereinbarung zweier Seelen erlaubt dem Körper zu überleben, eine Seele geht aus dem physischen Leib heraus, die andere kommt herein. Auf diese Art ist der Inkarnationszyklus eingespart und es ist dem Walk-In möglich, mit dem bereits angesammelten Wissen, seiner Lebensaufgabe schneller nachzukommen. Wir haben einige Programmpunkte entwickelt, die es dem Walk-Out und dem Walk-In erleichtern, den Austausch zu vollziehen.

Jo Conrad schreibt in seinem Buch „Zusammenhänge":
… Interessant ist auch das Phänomen der sogenannten „Walk-Ins". Das ist ein Begriff dafür, dass ein Geist eines außerirdischen Wesens in den Körper eines Erdenmenschen verpflanzt wird, um dann hier wirken zu können. Der Walk-In Arkon ist angeblich von den Plejaden, hält Vorträge und

behauptet, dass die Plejadier die Walk-In-Technik anwenden, wenn sich ein Erdenwesen innerlich dazu bereit erklärt hat, einen außerirdischen Lebensstrom aufzunehmen, damit sich ein höheres Ziel erfüllen kann. Meistens wird dieser Wunsch an Menschen herangetragen, die z.B. bei einem schweren Autounfall mit dem Leben kämpfen und die Entscheidung, ihren schwerverletzten Körper zugunsten einer solchen Mission zu verlassen, gerne akzeptieren. Für einen Außerirdischen ist selbst ein verwundeter Körper auf der Erde viel wert, denn der andere Weg, über eine normale Inkarnation rechtmäßig auf die Erde zu gelangen, ist langwierig und hat schließlich den Verlust der Erinnerung an die Herkunft zur Folge, wie bei allen Erdenwesen, während Walk-Ins sich bewusst erinnern können, wo sie herkommen und was ihre Aufgabe ist...

Erkennen wir uns als geistige Wesen, die körperliche Erfahrungen machen!!!

Über das Wachbewusstsein differenziert sich der Mensch als einzelnes Wesen, als einzelnes ICH.

Das Kleinhirn-Bewusstsein (Unterbewusstsein) sieht jeden einzelnen Menschen, also jedes einzelne ICH, als eine Zelle seines Gesamt-Körpers.
Es gibt jedem Menschen die Freiheit, zu machen, was er möchte, aber dennoch sind alle Menschen, alle ICHs, miteinander vernetzt.

Aus meiner Sicht habe ich jetzt wohl zwei Fragen beantwortet: „Wer ist ICH?" und „Wer sind WIR?"

Viel Erfolg beim Erforschen Eures eigenen „ICH"!

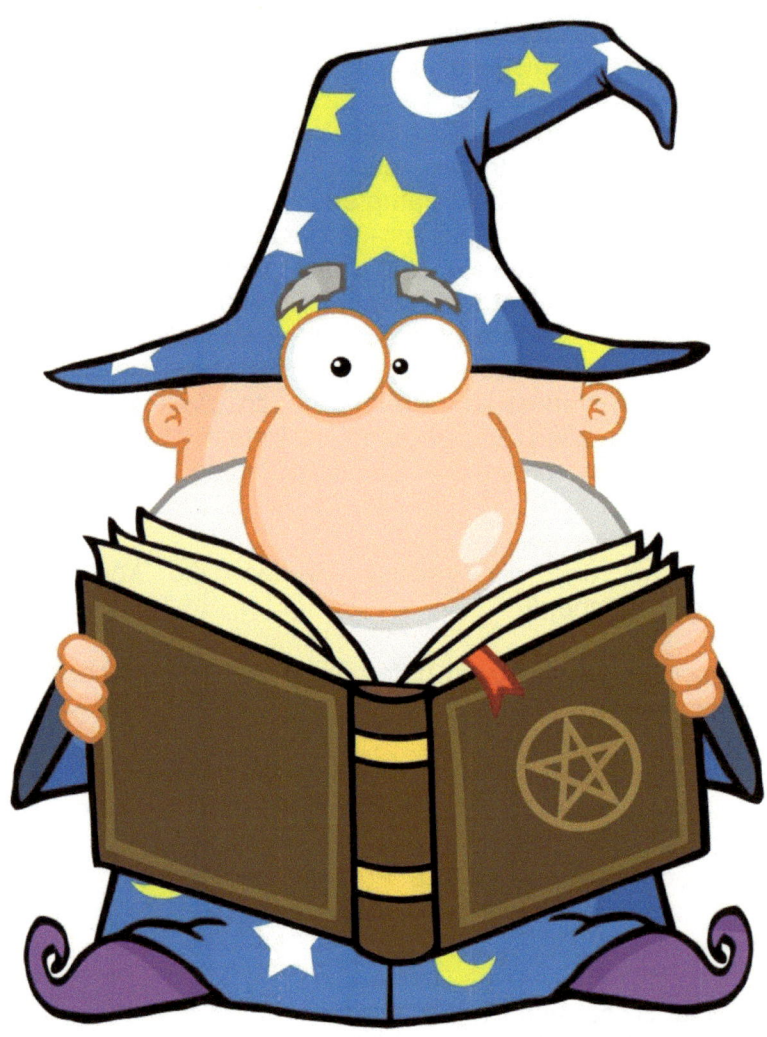

Was ist COBIMAX?

Die „Communikations- Biologische Matrix", kurz „COBIMAX", wurde von Bernd Laudenbach im Jahr 1998 entwickelt.
Es handelt sich hierbei um ein Kommunikations- und Therapieverfahren, das es ermöglicht, eine große Vielfalt an körperlichen sowie emotionalen Erkrankungen anzugehen. Ohne Hypnose, ohne Meditation, ohne maschinelle Hilfsmittel. Hier ist ein Weg zur Selbsthilfe und Selbstheilung offen. Denn genau so will COBIMAX verstanden werden: das Wissen über die Krankheitsursache aus dem eigenen Kopf des Menschen, die heilende Kraft aus dem eigenen Körper, genau das ist der Schlüssel zum Erfolg dieser Therapie.
Seit 2005 wird COBIMAX auch in Lehrgängen weitergegeben, zur Eigenanwendung oder zur Anwendung in der therapeutischen Praxis.

COBIMAX® macht's möglich!
Bernd Laudenbach, COBIMAX-Initiator, und zwei andere COBIMAX-Ausgebildete steckten ihre Köpfe zusammen und fingen an, der Vision von einer anderen Dimension Gestalt zu geben. Heraus kam www.connectdoor.de, der Zugang zum Universum von Cen-Tooh, dem kleinen Zauberer mit der dicken Knollennase. Zu ihm kommen Besucher aus zahlreichen Universen, um Rat für die verschiedensten Probleme zu holen.
Bernd Laudenbach hat Cen-Tooh zum Leben erweckt und nun kann jeder Besucher direkt Cen-Tooh's „Zauberkräfte" in Anspruch nehmen. Hiermit hat nun auch jeder Mensch die Option, völlig eigenständig seine Anliegen zu bearbeiten.

Fassen wir zusammen:
COBIMAX (Communikations-Biologische Matrix) ist also ein Kommunikations- und Therapieverfahren, das es ermöglicht, bei Mensch, Tier und Pflanze eine große Bandbreite unterschiedlichster „Krankheiten" auf körperlicher und emotionaler Ebene anzugehen.

Es funktioniert ohne maschinelle Hilfsmittel oder computergestützte Programme und richtet sich an die individuellen körperlichen und emotionalen Ebenen. Es erkennt jegliche Fehlfunktionen und aktiviert umgehend die Selbstheilungskräfte.

Es ist ein mentales Verfahren, das den Anwender/ Therapeuten befähigt, mit Hilfe seines Kleinhirnbewusstseins Zugang zum autonomen Nervensystem des Patienten zu bekommen. Dieses Kommunikationswerkzeug reduziert alle Sprachen der Welt auf ihre elementare Funktion: die Erzeugung von Bildern (Hologrammen) durch das Gehirn.

Nach Ansichten der Quantenphysik (Roger Penrose, Stuart Hameroff) reproduziert sich unser biologischer Körper in etwa 42-mal pro Sekunde. Diese Reproduktion ermöglicht dieser Methode den Zugriff zur Schnittstelle innere/äußere Realität, um Verbesserungsvorschläge in Form von Hologrammen über das Unterbewusstsein des Kleinhirns einzuspeisen.

Wie unterschiedliche Gehirnteile "Zeit" völlig verschieden wahrnehmen und entsprechend verarbeiten, wie ein in unserem Kleinhirn sitzendes Bewusstsein anscheinend Wunder wirkt und wie sich all das praktisch anfühlt, wird nicht nur erklärt, sondern der Mensch erfährt und erlebt es direkt.

Durch COBIMAX können u.a. destruktive Gedankenmuster und Emotionen identifiziert, lokalisiert und reguliert werden. Hieraus kann der Anwender direkte Zusammenhänge erkennen, die eine lückenlose Beweisführung zulassen, inwieweit ein destruktives Gefühl die Zellelektrizität, die Zellchemie und die Zellfunktion nachteilig verändert.

Entgegen herkömmlicher wissenschaftlicher Erkenntnis kann mittels COBIMAX das autonome Nervensystem willentlich gesteuert werden.
Das Hauptwerkzeug von COBIMAX sind kleinste

Zellbestandteile (Mikrotubuli) im Körper, die die Fähigkeit besitzen, in jeder Geschwindigkeit und Stärke zu schwingen. Gerade dieses Zellschwingen ermöglicht es, unterschiedliche Vorgänge in den Organen bis in die Zelle hinein zu kontrollieren. So wird dadurch beispielsweise ein Eliminieren von Mikroben erreicht sowie ein Wieder-Ordnen von emotional verursachten Zellfehlfunktionen ermöglicht.

Haargenau das gleiche Vorgehen (Wissen) praktizieren Naturvölker wie die Aborigines schon seit Jahrtausenden.

COBIMAX verbindet den Anwender mit dem grenzenlosen inneren Wissen, zu dem jeder Mensch Zugang erhält, sobald er mit dynamischer Intelligenz verbunden ist. Dieser bewusstseinserweiternde Zustand führt zu einer Zeitbeschleunigung, und daher kann der Einzelne sofort Einfluss auf Zell- und Organfunktionen nehmen.

Das bedeutet, dass jede Person, die eine körperliche und/oder geistige Veränderung herbeiführen möchte, dies durch COBIMAX erreichen kann. Vorausgesetzt, es handelt sich dabei - im biologischen Sinne - um eine Verbesserung.

COBIMAX fördert in höchstem Maße die physische und psychische Autonomie des Menschen.

Lernt die vielfältigen Einsatzmöglichkeiten Eures dynamischen Bewusstseins kennen!

Ursprungssprache

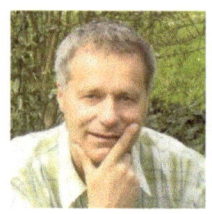 Bernd Laudenbach suchte seit seinem 9. Lebensjahr nach einer vereinheitlichenden Sprache, die alle Menschen sprechen. Gibt es eine Sprache, die vollkommen ohne Verbalik auskommt?

Jahre später lag er nachts schlafend in seinem Bett. Im Traum, der ihm äußerst real erschien, schwebte er an der Zimmerdecke und sah sich neben seiner Frau liegend. Sein erster Gedanke war, so sieht es aus, wenn man stirbt. Im nächsten Moment fühlte er sich wie von einem Gummiband durch einen beleuchteten Tunnel gezogen und fiel auf Wüstensand. Zwei Aborigines kamen auf ihn zu, blickten ihm tief in die Augen und zeichneten mit feinen Stöckchen Zeichen auf seine Beine. Blut tropfte in den Sand.

Kurz darauf wurde er wieder durch diesen Tunnel zurück in seinen Körper gezogen, was mit lauten Geräuschen verbunden war. Er wachte auf und blutete aus Ohren und Nase.

Dies geschah insgesamt drei Mal in fünf aufeinander folgenden Nächten.

Erst eineinhalb Jahre später begriff er, was diese Zeichen bedeuten: Es war die von ihm gesuchte Kommunikation, die alle Lebewesen verstehen.

Herausgefunden hatte er in seiner eigenen Forschungsarbeit, wie diese Kommunikation funktioniert, wie diese anzuwenden ist und baute daraus seine Kommunikations- und Therapieform COBIMAX auf.

COBIMAX-Bilder mit Wirkung

Die in den Bildern erkennbaren Zeichen entsprechen keiner bekannten Schrift oder Verbalsprache. Gleichwohl stehen diese Zeichen aber für die Übermittlung und Verarbeitung von Daten aus einer optionalen potenten Zukunft des Bildbetrachters. Dem Wachbewusstsein völlig unverständlich, richtet sich der Inhalt dieser Schriftzüge einzig und allein an das im Kleinhirn agierende Unterbewusstsein.

Dieses Unterbewusstsein sieht uns selbst, also den Bildbetrachter, als seine Vergangenheit an. Die Arbeitsfrequenz dieses Unterbewusstseins liegt im Bereich der Ultraviolettlicht-Frequenzen, die gleiche Frequenz, in der die Schriftzüge der dynamisch intelligenten Bilder agieren. Somit eröffnet sich mit diesen kommunikativen Bildern die Möglichkeit, unseren Körper wie gleichsam unsere Emotionen durch die Kontaktaufnahme zum eigenen Unterbewusstsein konstruktiv zu beeinflussen.

Einerseits können wir das Bild mit unseren Augen betrachten und den Inhalt des Bildes visuell aufnehmen. Andererseits besteht die Möglichkeit, das Bild mit den Händen zu „sehen": Durch bloßes kurzes Betasten des Bildes übermittelt sich der an das Unterbewusstsein des Betrachters gerichtete Bildinhalt.

Diese Bilder durchbrechen kontrollierende Barrieren und psychische Begrenzungen, die das Wachbewusstsein aus Gründen von Angst und Unwissenheit errichtet hat. Vor vielen Jahrtausenden, als die Menschheit noch nicht der schlimmsten Krankheit, des Intellekts, erlag, war es jedem Menschen möglich, sich mit sich selbst und mit jedem anderen Menschen in dieser mächtigen Sprache zu unterhalten.

Die cobimaximierte „Sprache" ist die Kommunikationsform des Nichtangepassten und Nichtzivilisierten in uns selbst. Dieses Sprachsystem trägt in sich eine unterbewusste Form der

Selbstkontrolle darüber, was als Information zum Empfänger weitergeleitet und verarbeitet wird. Eine vorsätzliche oder ungewollte Manipulation zum Schaden des Bildbetrachters ist unmöglich. Jede Bildnachricht wird mit dem geringsten Energieaufwand, aber dem größten Nutzen für den Bildbetrachter durch den Bildbetrachter selbst erarbeitet.

Die Bilder zeigen die Ursprungssprache von COBIMAX mit unterschiedlichen Themen und den mitunter schädigenden Einfluss auf unsere Gesundheit, die beim Betrachter körperliche Reaktionen auslösen können. Diese Reaktionen beinhalten aber auch gleichzeitige Korrekturmaßnahmen.

So einzigartig und individuell jeder Betrachter ist, können je nach den Problemen vielfältige Reaktionen auftreten. Angefangen bei starker Müdigkeit bis hin zu mehrminütigem Tiefschlaf, häufiges und tiefes Gähnen, Ameisenkribbeln bis völlige Taubheitsgefühle einzelner Gliedmaßen, Blähgefühle im Bauchbereich, Wärme, Kälte, Schwindel, Kopfschmerzen, Migräne, völlige Schwere bis hin zu einem nicht mehr Anheben-Können einzelner Gliedmaßen. Organe können stark spürbar werden. Enge oder Kloßgefühl im Hals, ganze Wirbelsäulenabschnitte machen sich bemerkbar, deutliche Reaktionen im Herzbereich, Schwere und Enge in der Brust oder erschwertes Atmen bis hin zu Atemnot. Anvisierte Gefühle können in aller Deutlichkeit erlebt werden.

Die Skala der möglichen Reaktionen ist nach oben offen. Dies soll den Betrachter nicht erschrecken, sondern nur darauf hinweisen, dass Stärke und Lokalisation der eintreffenden Reaktionen nicht immer den Erwartungen des Wachbewusstseins entsprechen.

Bernd Laudenbach zeigt in diesem Buch einige Bilder-Themen in seiner Symbolsprache.
Das Betrachten geschieht auf eigene Verantwortung.

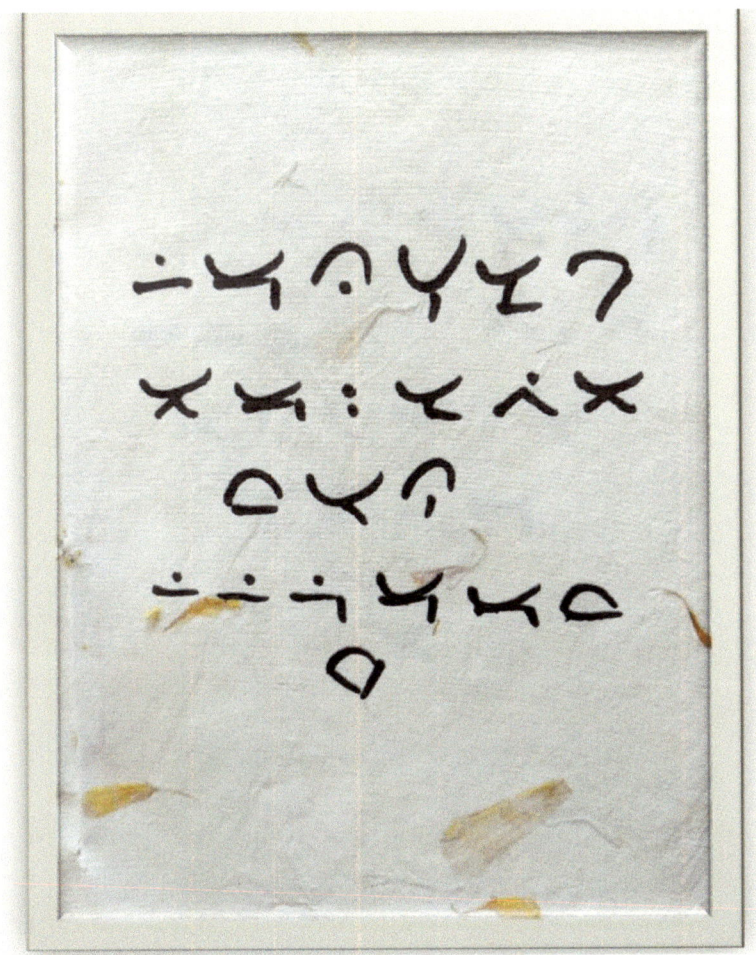

Mein Denken und Fühlen in der Vergangenheit hat den Missklang in meiner heutigen Welt erzeugt

Dieses Bild ist aktiviert.

Bitte Reaktionen abwarten und ausklingen lassen.

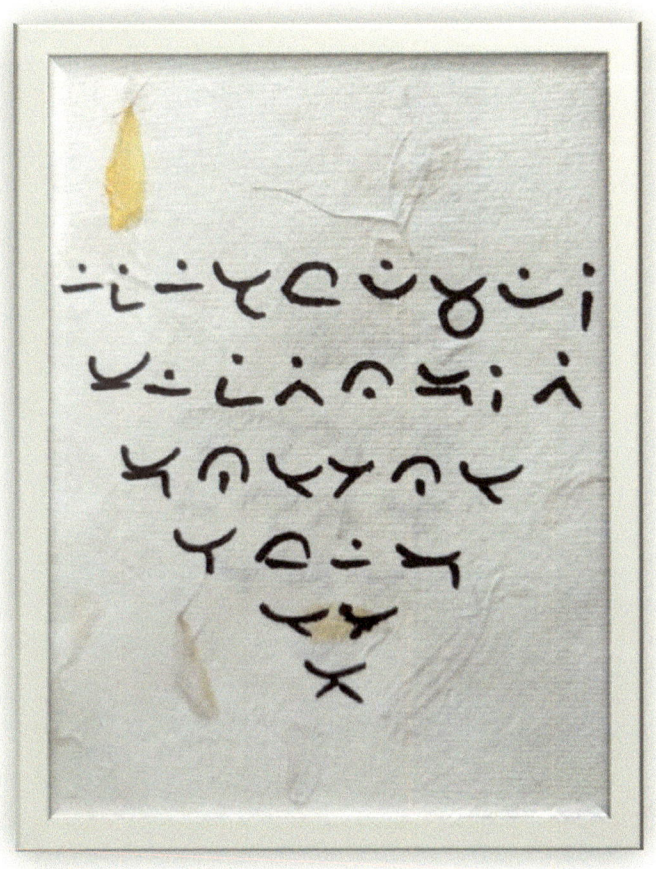

Meine Seele manifestiert ihre Wünsche als Signaturen, als Prägung in meinem Neocortex, die als magnetischer Sender wirken, um in der physischen Realität das zu erleben, zu erfühlen, was die Seele erleben möchte

Dieses Bild ist aktiviert.

Bitte Reaktionen abwarten und ausklingen lassen.

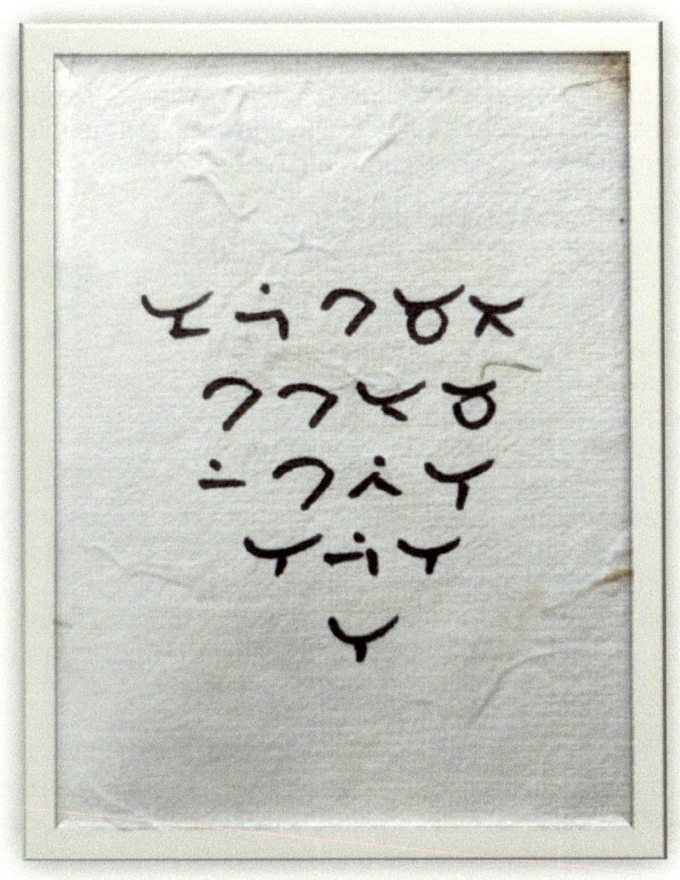

Ich bin schon immer Gesundheit, Reichtum, Vollendung, Glück, Frieden

Dieses Bild ist aktiviert.

Bitte Reaktionen abwarten und ausklingen lassen.

„Zaubern" lernen?

Bernd Laudenbach prüfte und hinterfragte konsequent den menschlichen Körper und die Psyche und erarbeitete so die Communikations-Biologische Matrix, kurz COBIMAX®.

Du willst selbst „zaubern" lernen?
Dann kannst Du das auf der Erde erlernen.

So mancher Leser mag unsere ConnectDoor-Büchlein als eine Werbemaßnahme sehen. Es ist uns aber viel mehr ein Anliegen, den Menschen zu vermitteln, dass jeder selbst alle Voraussetzungen in seinem Kopf hat, die er benötigt, um direkt und effektiv mit seinem Unterbewusstsein zu kommunizieren und Verbesserungen in seinem Leben zu erzielen. Das funktioniert aber nur, wenn die Gehirnverbindungen, die dazu nötig sind, wieder hergestellt werden.

So wie nicht jeder Mensch Arzt wird und eine Praxis eröffnet, so wird auch nicht jeder Mensch den Wunsch haben, ein COBIMAX-Anwender zu werden. Zumindest ist es aber wichtig, zu wissen, wo er Hilfe finden kann.

Bereits ausgebildete COBIMAX-Berater und COBIMAX-Therapeuten stehen Dir auch gerne zur Seite.
Kontaktdaten auf Anfrage.

Was es bedeutet, ein COBIMAX-Anwender zu sein

„Wir COBIMAX-Anwender müssen verstehen, dass wir durch den „cobimaximierten" Anschluss an unser Kleinhirn direkten Zugang zu einer höheren Instanz, dem Kleinhirnbewusstsein, haben.
Jeder Gedanke, der eine Korrekturabsicht beinhaltet und damit eine Verbesserung des biologischen Organismus unseres Gegenübers bedeutet, wird sofort von dessen Kleinhirnbewusstsein aufgegriffen und dieses lässt unter seiner Kontrolle einen Korrekturvorgang über die Mikrotubuli durchführen.

Eine vorsätzliche oder unbeabsichtigte Schädigung eines anderen Organismus ist mit dem COBIMAX-System nicht möglich, da ein höheres Bewusstsein, das absolut neutral ist, nämlich das Kleinhirnbewusstsein, entscheidet, ob eine COBIMAX-Eingabe durchgeführt wird oder nicht. Somit kann dem COBIMAX-Anwender auch kein Fehler unterlaufen.
Die Frage der Ethik taucht auch immer wieder auf. Jeder COBIMAX-Anwender muss auf seine eigenen ethischen Grundsätze zurückgreifen. Bei einem Hilfesuchenden ist es klar, dass wir auf dessen Wunsch zielgerichtet intervenieren können."

Wie wird man ein COBIMAX-Anwender?

Lehrgang zur autorisierten Nutzung von COBIMAX® mit COBIMAX-Initiierung durch Bernd Laudenbach

COBIMAX ist ein Geschenk der Natur, das jedem Menschen in die Wiege gelegt wird.
So besitzt also jeder Mensch von Geburt an die Fähigkeit durch Gedanken den Körper zu heilen. Sehr früh schon im Leben macht der Mensch unterschiedlichste Erfahrungen.

60

Da Menschen so konditioniert werden, jegliche Erfahrung emotional zu bewerten, sind es im Laufe des Erwachsenwerdens genau diese im Gehirn gespeicherten emotionalen Beurteilungen, die von der Fähigkeit, sich selbst zu heilen, wieder abtrennen.

COBIMAX baut die Verbindung zum alle Menschen umfassenden Kollektiv-Bewusstsein wieder auf: Dieses höhere Bewusstsein, das bei jedem Menschen im Kleinhirn sitzt, ist der tatsächliche HEILER, der bei allen „Cobimaximierungen" in Aktion tritt.

Der COBIMAX-Lehrgang befähigt den Absolventen zum permanenten Zugriff auf dynamische Intelligenz.
Die erreichte Bewusstseinserweiterung ermöglicht die direkte Einflussnahme auf das autonome Nervensystem, die Organsteuerung und Zellsteuerung eines jeden Menschen.
Gedankenprozesse werden ebenso konstruktiv optimiert.
Dem Lehrgangsabgänger öffnen sich mittels COBIMAX Wege, die ein forciertes Weiterentwickeln der eigenen Persönlichkeit, der Gesundheit und der Autonomie erleichtern.
Selbstverständlich kann der COBIMAX-Anwender dies auch für andere Menschen erreichen.

Der erfolgreiche Abschluss beschert jedem Teilnehmer äußerste Effizienz, indem Gehirnareale willentlich nutzbar gemacht werden, zu dem der Mensch bisher keinen direkten Zugang hatte. Er verbindet die Anwender mit grenzenlosem innerem Wissen und mit dem kollektiven menschlichen Bewusstsein.

So wie die Krankheit in unserem Körper steckt, ist auch die Lösung in ihm enthalten.
Bernd Laudenbach

Die Autoren

Bernd Laudenbach
(Jahrgang 1959), Inhaber einer Praxis für physikalische Therapie, ist ursprünglich ausgebildeter Masseur und besuchte später eine Ausbildung zum Heilpraktiker. Bereits während seiner Berufsausübung als Masseur suchte er nach Möglichkeiten, pathologische körperliche Veränderungen nachhaltig zu optimieren. Obwohl dies unmöglich schien, haben Bernd Laudenbachs Neugierde und Beharrlichkeit ihn dazu bewogen, bisherige Erkenntnisse und Annahmen, die den menschlichen Organismus und die Psyche betreffen, gründlich zu prüfen und konsequent zu hinterfragen.
Aufgrund der Erforschung des eigenen Körpers und der eigenen Psyche sowie einer stetigen Selbsthinterfragung hat Bernd Laudenbach darauf aufbauend die Communikations-Biologische Matrix COBIMAX erarbeitet.
Als er Anfang der neunziger Jahre mit den Versuchen zur Aktivierung seiner Selbstheilungskräfte begann, dachte er weder daran, andere Menschen einmal behandeln zu können, noch dieses Wissen bzw. das Werkzeug anderen Interessierten zur Therapieanwendung zur Verfügung zu stellen.

Seit 1999 behandelt er Tausende Hilfesuchende mit Erfolg und seit 2005 bildet er zusätzlich COBIMAX-Therapeutinnen und - Therapeuten aus.

COBIMAX ist eine ursprüngliche Kommunikationsform der Natur, die zielgerichtet Selbstheilungskräfte aktiviert und diese zu präzis gesteuerten Veränderungen im Körper nutzt.

Inge Friedrich
(Jahrgang 1947) ursprünglich tätig in der medizinischen Forschung eines Pharma-Unternehmens, lernte Bernd Laudenbach und seine Kommunikations- und Therapie-methode Communikations-Biologische Matrix COBIMAX im Jahr 2003 kennen. Durch die verblüffenden Ergebnisse von COBIMAX, auch bei Austherapierten, wurde ihr Forschergeist geweckt und sie veranstaltete Vorträge und Ausstellungen mit Bernd Laudenbach. Anfang 2005 erhielt sie die Möglichkeit, eine Ausbildung bei Bernd Laudenbach zu absolvieren, um dann selbstständig als COBIMAX-Beraterin zu arbeiten.
Neben der COBIMAX-Beratung hält sie Vorträge und Workshops und begleitete viele Jahre Bernd Laudenbach bei seinen Lehrgängen zur autorisierten Nutzung von COBIMAX.

Weitere Taschenbücher mit cobimaximierten Bildern :

**ConnectDoor - Zugang zu einer anderen Dimension
Die Macht der Gefühle, ISBN 978-3-7357-8011-9**

**ConnectDoor - Zugang zur nächsten Dimension
Rund um Bakterien, Viren & Co., ISBN 978-3-7347-3244-7**

**ConnectDoor - Zugang zu einer weiteren Dimension
Stress minimieren-Erfolg maximieren,
ISBN 978-3-7347-7381-5**

**ConnectDoor - Zugang zu außergewöhnlichen
Dimensionen : Von geschmeidig über echt schräg zu voll
krass, ISBN 978-3-7386-1740-5**

**ConnectDoor - Zugang zu meinem Humanarchitekten
Die große Liebe meines Lebens, ISBN 978-3-7412-0540-8**

**ConnectDoor - Zugang zum Geschenk der Natur
Einsatz bei Tier und Pflanze, ISBN 978-3-7528-3496-3**

**ConnectDoor - Zugang zum Geheimnis der Zahlen
Einfluss der Zahlen auf Denken, Fühlen und Handeln
ISBN 978-3-7448-2223-7**

**ConnectDoor - Zugang zu einer verzwickten Dimension
Liebe und Partnerschaft, ISBN 978-3-7481-8853-7**

**ConnectDoor - Zugang zu einer vergessenen Dimension
Essen hält Leib und Seele zusammen,
ISBN 978-3-7494-5171-5**

Kontaktdaten:

Cen-Tooh, der Therapeut : www.connectdoor.de

COBIMAX, Bernd Laudenbach: www.cobimax.com
Frankurter Str. 43, 36391 Sinntal-Altengronau
Tel. 06665 918688
E-Mail: bernd.laudenbach@cobimax.com

COBIMAX, Inge Friedrich: www.inge-friedrich.de
Hähnleiner Str. 4, 64673 Zwingenberg
Tel. 0049 172 763 7112
E-Mail: inge.friedrich@cobimax.com

Bilder:
Cen-Tooh: ©HitToon.com-Fotolia.com
Pixabay